DESCRIPCIÓN

Sumérgete en las páginas de "El Poder del Ayuno" y descubre los secretos de una de las prácticas de salud más antiguas y efectivas del mundo. Este libro te guía a través de la ciencia y la práctica del Ayuno Intermitente, revelando cómo puede revitalizar tu cuerpo, mejorar tu salud y transformar tu vida.

La verdad es, que si nos transportamos a través de la historia de siglos pasados podemos ver que en los libros aparecen ilustraciones de nuestros antepasados y en ninguna de estas ilustraciones podemos ver a personas con un cuerpo obeso o grasa excesiva; por el contrario, podemos notar unos cuerpos súper en forma y tonificados. Esto se debe a que estas personas tenían que salir muy de madrugada a cazar animales que después cocinaban y acompañaban de tubérculos y hierbas de la Tierra.

Lamentablemente al pasar del tiempo, el hombre ha introducido a nosotros un sistema alimenticio muy diferente al que hicieron nuestros ancestros, este sistema que es rico en carbohidratos refinados y azucares más allá de darnos energía, lo que está haciendo es deteriorando nuestra salud.

1

Estás listo para liberar el potencial de tu cuerpo y experimentar una transformación completa? **"El Poder del Ayuno"** es más que un libro; es tu aliado en el camino hacia una vida más saludable y energético.

Descargo de responsabilidad: Este libro no pretende diagnosticar o curar ningún tipo de enfermedad. Todas las informaciones contenidas en el mismo han sido extraídas de fuentes tales como libros y estudios disponibles online. Así como también la propia experiencia de la autora. Se recomienda que antes de comenzar cualquier tipo de Dieta o sistema de alimentación Consultes a tu médico.

TABLA DE CONTENIDO

Introducción: La evolución y Renacimiento del Ayuno Intermitente

Capítulo 1: Mi encuentro con el Ayuno Intermitente

Capítulo 2: Que es el Ayuno Intermitente?

Capítulo 3. Diferentes tipos de Ayunos

Capítulo 4: Primeros pasos en el Ayuno Intermitente

Capítulo 5: Ayuno Intermitente y las diferentes edades

Capitulo 6: Beneficios científicos del Ayuno Intermitente

Capítulo 7: Planificación de comidas y nutrición

Capítulo 8: Ayuno intermitente en la práctica

Capitulo 9: Mi rutina diaria

Mitos y Realidades del Ayuno Intermitente

Conclusión

Recursos Adicionales

INTRODUCCIÓN:

LA EVOLUCIÓN Y EL RENACIMIENTO DEL AYUNO INTERMITENTE

El ayuno, una práctica tan antigua como la humanidad misma, el mismo está experimentando un resurgimiento en nuestra era contemporánea.

A lo largo de la historia, el ayuno ha sido una piedra angular en numerosas culturas y religiones, utilizado no solo como un acto de fe, sino también como un método para purificar el cuerpo y la mente.

En el mundo actual, abrumado por la abundancia de opciones alimentarias y los desafíos de la vida moderna, el ayuno intermitente emerge como una respuesta a la búsqueda de una vida más saludable y equilibrada.

Esta renovada adopción no se basa únicamente en tradiciones ancestrales, sino que está respaldada por una creciente evidencia científica que destaca sus beneficios para la salud.

Desde mejorar la pérdida de peso y la regulación del metabolismo hasta potenciar la claridad mental y la longevidad, el ayuno intermitente se está posicionando como un cambio paradigmático en nuestra forma de entender la nutrición y el cuidado personal. A través de este libro, exploraremos cómo esta práctica milenaria está siendo redescubierta y transformada.

CAPÍTULO 1:

MI ENCUENTRO CON EL AYUNO INTERMITENTE

Mi viaje hacia el ayuno intermitente comenzó de manera inesperada. Siempre había sido escéptica respecto a las dietas de moda, y la idea de "no comer" parecía contraintuitiva, por no decir aterrorizante. Sin embargo, mi curiosidad fue picada cuando un presentador de televisión hispana al cual yo admiro muchísimo revelo en una entrevista que su masiva pérdida de peso se debía al **"Ayuno intermitente"**.

Inicialmente, mis conocimientos eran vagos y mi comprensión muy superficial. En ese momento solo tenía imágenes de lo que me habían enseñado en la iglesia y los retiros espirituales. La verdad nunca imagine de que gente común practicaran el ayuno con otros fines. Pero este presentador de televisión aseguró que no había nada de esotérico en esto; por el contrario esta práctica era sorprendentemente simple y profundamente arraigada en la ciencia.

Decidí probarlo, no solo por una necesidad de perder peso, sino por la promesa de claridad mental, mejorar mi salud y conseguir mayor energía, cosas que anhelaba en mi ajetreada vida. Comencé con el método 16/8, ayunando desde las 8 p.m. hasta el mediodía del día siguiente. Los primeros días fueron un desastre; miraba el reloj, contando los minutos hasta que pudiera comer. Sin embargo, estaba determinada a darle al ayuno un juicio justo, y lentamente, algo cambió

Aunque tuve que recomenzar varias veces lentamente no solo me acostumbré a los periodos de ayuno, sino que empecé a disfrutarlos. Sentí una especie de libertad al no estar atada a horarios de comidas constantes. Las mañanas se volvieron más productivas; me sumergí en el trabajo sin la distracción de preparar y comer el desayuno.

Mi cuerpo, que fue una vez un reloj dictado por las comidas, ahora operaba con una nueva y mejorada versión de el mismo. Con el tiempo comencé a notar algunos de los cambios que este presentador había descrito. La niebla matutina que a menudo nublaba mi cerebro se disipó, dejando una claridad que no había experimentado en años.

Mi energía alcanzo niveles sorprendentes, sin los altibajos que solía atribuir a un día "normal". Y aunque no era mi objetivo, me encontré naturalmente gravitando hacia opciones alimenticias más saludables. Este encuentro con el ayuno intermitente se convirtió en un punto de inflexión, después de ir a mi examen medico de rutina y mi presión arterial había bajado a un nivel normal algo que no había visto por más de dos años; waoo! Esto me llevo a investigar más profundo sobre esta práctica y sobre otros métodos que van en conjunto con el ayuno como el método "Cetogénico"

te puedo decir que lo que comenzó como una prueba se transformó en una parte integral de mi rutina diaria. Esto me enseñó la importancia de la autodisciplina y me mostró que a veces, las verdades más profundas son las más simples.

CAPÍTULO 2:

¿QUÉ ES EL AYUNO INTERMITENTE?

El ayuno intermitente es una práctica alimentaria que alterna entre períodos de ingesta de alimentos y períodos de ayuno (no comer). No prescribe específicamente qué alimentos comer, sino más bien cuándo debes comerlos. Sin embargo es preferible que en los periodos o ventanas de comida elijas ingerir más alimentos nutritivos, de esta manera sacaras el máximo provecho del ayuno. Es decir, no es una dieta en el sentido convencional, sino más bien un programa de comidas saludables en una ventana de tiempo específico.

POR QUÉ PERDEMOS PESO DURANTE EL AYUNO?

El ayuno intermitente naturalmente te puede llevar a un déficit calórico porque reduces la ventana de tiempo durante la cual consumes alimentos. Cuando ayunas, después de que las reservas de glucógeno se agotan, el cuerpo comienza a quemar grasa como su principal fuente de energía, un proceso conocido como Cetosis.

También se puede experimentar la Autofagia, esta palabra que derivada del griego hace referencia a: **comerse a uno mismo**", que sería el mecanismo por el que las células de nuestro cuerpo se degradan y reciclan sus propios componentes. la Autofagia puede contribuir a la pérdida de grasa corporal.

El ayuno puede mejorar la sensibilidad a la insulina, lo que puede ayudar a prevenir el almacenamiento excesivo de grasa y facilitar la pérdida de peso, además de:

Reducción en la Inflamación:

El ayuno puede reducir la inflamación sistémica, lo que se cree que es beneficioso para mejorar varias condiciones de salud crónicas y potencialmente aumentar la longevidad.

Cambios Hormonales:

El ayuno afecta las hormonas relacionadas con el metabolismo. Por ejemplo, los niveles de insulina disminuyen, lo que mejora la sensibilidad a la insulina, y aumentan los niveles de la hormona del crecimiento humano (HGH), lo que favorece la reparación de tejidos y la construcción de músculo.

Mejoras en los Biomarcadores de Enfermedades:

Se ha observado que el ayuno prolongado mejora varios biomarcadores asociados con enfermedades crónicas, como los niveles de glucosa y lípidos en sangre, la presión arterial y marcadores de estrés oxidativo.

Rejuvenecimiento del Sistema Inmune:

Investigaciones sugieren que el ayuno puede estimular la regeneración de las células inmunitarias, lo que podría contribuir a un sistema inmune más robusto.

Cambios Psicológicos y Cognitivos:

Algunas personas reportan mejoras en la claridad mental y la concentración durante y después de ayunos prolongados. Esto puede deberse a la cetosis o a un efecto de "reset" mental y emocional que acompaña al ayuno.

Re-balanceo de Microbiota:

El ayuno puede influir en la composición de la microbiota intestinal, lo que tiene un impacto significativo en la salud general y el bienestar.

Es importante destacar que los ayunos prolongados deben realizarse con precaución y bajo supervisión médica, ya que pueden acarrear riesgos, especialmente para personas con ciertas condiciones de salud preexistentes o aquellas que toman medicamentos. Además, no todas las personas reaccionan de la misma manera al ayuno prolongado, y lo que puede

ser beneficioso para una persona puede no
serlo para otra.

CAPITULO 3

TIPOS DE AYUNOS, LOS MÁS COMUNES SON:

<u>Método 12/12:</u>

Este es uno de los enfoques más suaves y un excelente punto de partida para principiantes. Consiste en ayunar durante 12 horas y tener una ventana de alimentación de 12 horas. Por ejemplo, si cenas a las 7 p.m., tu próxima comida sería a las 7 a.m. del día siguiente. Este método es ideal para aquellos que buscan una introducción gradual al ayuno intermitente.

<u>Método 14/10:</u>

similar al 12/12, pero con un período de ayuno ligeramente más largo. Aquí, ayunas durante 14 horas y comes durante un período de 10 horas. Por ejemplo, si terminas de cenar a las 8 p.m., tu próxima comida sería a las 10 a.m. del día siguiente. Este método puede ser un buen paso intermedio entre el 12/12 y el más riguroso 16/8.

Método 16/8:

También conocido como el protocolo Leangains, este método implica ayunar durante 16 horas y comer durante un período de 8 horas. Por ejemplo, si tomas tu última comida a las 8 p.m., tu próxima comida sería al mediodía del día siguiente. Este método es popular por su simplicidad y facilidad de integración en la vida cotidiana.

Método 18/6:

Yo le llamo La Suite Presidencial del Ayuno! En este enfoque, se amplía la ventana de ayuno a 18 horas con una ventana de alimentación de 6 horas. Es una opción más avanzada, popular entre aquellos que ya tienen experiencia con el ayuno intermitente y buscan profundizar en sus beneficios. Por ejemplo, si tomas tu última comida a las 6 p.m., tu próxima comida sería al mediodía del día siguiente.

ALGUNOS OTROS NO TAN POPULARES SE ENCUENTRAN TAMBIÉN:

Método 5:2:

Este enfoque involucra comer normalmente durante cinco días de la semana y limitar la ingesta de calorías a aproximadamente 500-600 durante dos días no consecutivos. Es una opción para aquellos que prefieren restringir su ingesta en días específicos en lugar de diariamente.

Ayuno de Días Alternos:

Aquí, se alterna entre días de ayuno (o ingesta limitada de calorías) y días de alimentación normal. Algunas variantes permiten una pequeña ingesta calórica en los días de ayuno, mientras que otras promueven el ayuno completo.

Método Eat-Stop-Eat:

Desarrollado por Brad Pilón, este método implica uno o dos ayunos de 24 horas cada semana. Por ejemplo, no comer desde la cena de un día hasta la cena del día siguiente.

Método del Guerrero:

Inspirado en las tradiciones de los guerreros antiguos, este método implica comer pequeñas cantidades de frutas y verduras crudas durante el día y una comida grande en la noche, dentro de una ventana de 4 horas.

Método Espiritual:

Aunque es inspirado por el cristianismo, va muy de la mano, con lo que es la meditación, el enfoque y el logro de metas. Nadie habla de este, pero para mí es uno de los más importantes, ya que este te puede ayudar a desarrollar habilidades de control mental. Consiste en colocarte una meta, sea de algo que quieras adquirir o construir en tu vida. Generalmente colocas esta meta En algún lugar donde la puedas ver todos los días.

Usualmente se usa un panel de visión. Después sacrificas algo con el cual piensas que si no lo tienes no puedes vivir. El punto es safrificar ese algo a cambio de conseguir esa meta pautada. Al practicar esto y mirar a la meta que quieres lograr todos los días, tu cerebro, Dios o el Universo (La creencia es individual) van a comenzar a abrir caminos para dirigirte hacia la meta pautada.

Aunque esto requiere de Meditación u Oración, si eres constante las cosas comienzan a pasar tan sorpresivamente que muchos se quedan exhaustos con los resultados.

Cada uno de estos métodos tienen sus ventajas y desafíos, y la elección depende de las preferencias personales, los objetivos y el estilo de vida. Lo importante es encontrar un ritmo que se sienta sostenible y beneficioso.

Cuando me topé con todos estos tipos de ayuno, realmente me estaba volviendo loca; no sabía ni siquiera por dónde comenzar. en ese momento decidí comenzar con el 16/8 Y al cabo de 2 días tuve que parar porque no tenía la experiencia y estaba súper abrumada, sentía mareos, tenía dolor de cabeza etc.

En ese momento tuve que detenerme y regresar al principio para comenzar gradualmente. En este nuevo comienzo inicié con el 12/12 poco a poco fui incrementándolos hasta que llegue a la cima, que es el 18/6. Hoy en día puedo decir que lo hago todos los días y es parte de mi rutina, este se ajusta a mi día perfectamente, ya no tengo ningún síntoma porque comencé desde el principio como debe ser. Es como una escalera, para llegar al último escalón, tienes que comenzar por el primero.

CAPITULO 4

PRIMEROS PASOS EN EL AYUNO INTERMITENTE

Comenzar con el ayuno intermitente puede ser un desafío, pero con la preparación adecuada y un enfoque gradual, puede convertirse en una parte enriquecedora de tu estilo de vida.

Recomendaciones para comenzar el ayuno:

Ajuste Gradual de la Dieta:

Empieza reduciendo el consumo de alimentos procesados y azúcares añadidos. Incrementa la ingesta de alimentos integrales, ricos en fibra, proteínas y grasas saludables, lo que ayudará a estabilizar los niveles de azúcar en la sangre y disminuir los antojos durante el ayuno.

Hidratación:

Mantenerse bien hidratado es crucial, especialmente durante la fase de adaptación al ayuno. Tomar suficiente agua, infusiones o caldos bajos en calorías puede ayudar a manejar la sensación de hambre.

Preparación Mental:

Mentalízate para el cambio y establece metas claras. Entender tus motivaciones y colocarlas donde las veas todos los días esto te ayudará a mantenerte enfocado y comprometido con el ayuno. Recuerda tu controlas tu mente, no ella a ti!

Comienza con Ayunos Cortos:

Si eres nuevo en el ayuno, comienza con periodos más cortos de ayuno, como 12-14 horas, y gradualmente comienza a extiéndelos. Esto permite que tu cuerpo se ajuste lentamente al nuevo patrón de alimentación. A mí me tomó 7 meses hacer un ayuno perfecto.

Planificación de Comidas Post-Ayuno:

Planifica comidas nutritivas y balanceadas para el periodo de alimentación al comienzo del ayuno. Esto te ayudará a maximizar los beneficios del ayuno y evitar el sobreconsumo de comidas, generalmente si esperas a tener hambre después de los periodos de ayuno comerás cualquier cosa o demasiada cantidad. Es.

Es muy importante que sigas estas pautas y escuches a tu cuerpo Presta atención a cómo se siente tu cuerpo durante el ayuno. Algunas sensaciones de hambre son normales, pero si experimentas síntomas como mareos o debilidad extrema, es importante revaluar y ajustar tu enfoque. Lo mejor es comenzar gradualmente e ir incrementando poco a poco.

<u>Al comenzar un ayuno largo por primera vez sin tener experiencia puedes experimentar síntomas como:</u>

<u>Fatiga y Debilidad:</u>

Uno de los síntomas más comunes de un inicio apresurado es una sensación de fatiga o debilidad general. Esto puede deberse a la adaptación del cuerpo a usar grasa en lugar de glucosa como fuente de energía.

<u>Dolores de Cabeza:</u>

Los dolores de cabeza son otra señal común, especialmente en los primeros días. Pueden ser causados por la deshidratación, la disminución de la ingesta de calorías o cambios en los niveles de azúcar en la sangre.

<u>Irritabilidad y Cambios de Humor:</u>

Algunas personas experimentan cambios de humor o irritabilidad, a menudo como resultado de la fluctuación en los niveles de azúcar en la sangre o simplemente como respuesta al cambio en la rutina alimentaria.

Hambre Intensa y Antojos:

Si bien una cierta sensación de hambre es normal, un inicio muy brusco del ayuno puede provocar un hambre intensa y antojos, especialmente por alimentos ricos en azúcares y carbohidratos.

Problemas Digestivos:

Alterar repentinamente los patrones de alimentación bruscamente puede causar problemas digestivos como hinchazón, gases o irregularidades intestinales.

Dificultades para Concentrarse:

Durante la fase inicial, algunas personas pueden experimentar dificultades para concentrarse o una disminución en la claridad mental, lo cual suele ser temporal.

Mi experiencia personal con el ayuno intermitente me enseñó la importancia de escuchar a mi cuerpo. Al principio, me entusiasmé y comencé con un régimen de ayuno demasiado intenso, lo que me llevó a experimentar algunos de estos síntomas. Pero Aprendí rápidamente que un enfoque más gradual no solo era más sostenible, sino que también era más amable con mi cuerpo. Al fin y al cabo, estudios han demostrado que deshacerse de la adicción al azúcar y el carbohidrato es igual que deshacerse de una adicción a cualquier tipo de droga. Entonces debes darle tiempo a tu cuerpo para que pase por este proceso. El punto es no apresurarse.

CAPITULO 5

AYUNO INTERMITENTE Y LAS DIFERENTES EDADES

La realidad es que no hay una edad específica para practicar cualquier tipo de Ayuno Intermitente. Lo importante es que leas y que entiendas claramente la difenrencia de los ayunos y que lo adaptes a tu stilo de vida. Ya luego iras incrementando poco a poco dependiendo de tus necesidades.

Edades 20-30:

En esta etapa de la vida, el cuerpo suele ser bastante resiliente. Es un buen momento para experimentar con diferentes métodos de ayuno intermitente y ver cuál se adapta mejor a tu estilo de vida.

Ejemplo: Un estudiante universitario de 21 años podría optar por el método 16/8, ajustando las horas de alimentación según su horario de clases y actividades.

Edades 30-40:

Esta es una edad en la que muchas personas empiezan a notar cambios en su metabolismo. Un enfoque moderado como el 14/10 puede ser beneficioso, especialmente para aquellos que equilibran el trabajo y la familia.

Ejemplo: Una profesional de 35 años con un horario laboral regular podría encontrar que ayunar desde las 8 p.m. hasta las 10 a.m. se adapta bien a su rutina diaria

Edades 40-50:

Durante estos años, es importante prestar atención a la calidad de la alimentación, ya que en esta edad es cuando experimentamos más subidas de peso debido a los cambios hormonales. El método 16/8 puede ser una buena opción, ya que permite la quema de grasa y la regeneración.

Ejemplo: Una mujer de 45 años interesado en la pérdida de peso y la mejora de la salud metabólica podría beneficiarse del 16/8 limitando su ingesta calórica entre 6 p.m. y 10 a.m. del próximo día.

Edad 50+:

En esta etapa, es crucial escuchar a tu cuerpo y evitar estrategias extremas. Un método suave como el 12/12 o incluso el 14/10 puede ser más apropiado, enfocándose en la sostenibilidad y el bienestar general.

Ejemplo: Una mujer de 55 años que busca mantener su peso y energía puede preferir el método 12/12, encontrando un equilibrio entre el ayuno y una alimentación nutritiva.

Recuerda, independientemente de tu edad, es importante consultar con un profesional de la salud antes de comenzar cualquier régimen de ayuno intermitente u otro tipo de alimentación, especialmente si tienes condiciones de salud preexistentes. También cualquiera de estos ayunos se pueden extender hasta18/6 dependiendo de la necesidad individual.

CAPÍTULO 6:

BENEFICIOS CIENTÍFICOS DEL AYUNO INTERMITENTE

El ayuno intermitente va más allá de ser una simple herramienta para perder peso; es un poderoso aliado para mejorar nuestra salud en general. Diversas investigaciones han demostrado cómo esta práctica puede tener un impacto profundo en nuestro cuerpo y mente.

<u>Pérdida de Peso y Salud Metabólica:</u>

Uno de los beneficios más conocidos del ayuno intermitente es su capacidad para ayudar en la pérdida de peso. Al limitar el tiempo de alimentación, el cuerpo utiliza las reservas de grasa como fuente de energía, facilitando así la reducción de grasa corporal. Además, estudios han mostrado mejoras en la sensibilidad a la insulina, lo que puede ser crucial para prevenir o manejar la diabetes tipo 2 según el estudio The Journal of Clinical Endocrinology & Metabolism.

Mejora en la Salud Cardiovascular:

El ayuno intermitente ha demostrado tener un impacto positivo en varios factores de riesgo cardiovascular, incluyendo la reducción de la presión arterial, los niveles de colesterol LDL y los triglicéridos.

Beneficios Cognitivos y Neuro protección:

Estudios preliminares indican que el ayuno intermitente puede mejorar la función cerebral y proteger contra enfermedades neurodegenerativas. Esto se debe, en parte, a la promoción de la neurogénesis y la reducción de la inflamación en el cerebro.

Efectos en la Longevidad y el Envejecimiento:

Investigaciones en animales sugieren que el ayuno intermitente puede aumentar la longevidad y retardar los procesos de envejecimiento. Aunque se necesita más investigación en humanos, estos hallazgos son prometedores.

CAPITULO 7

PLANIFICACIÓN DE COMIDAS Y NUTRICIÓN

La planificación de comidas durante el ayuno intermitente es un componente clave para asegurar que tu cuerpo reciba los nutrientes necesarios para funcionar de manera óptima. Aquí comparto algunas estrategias y consejos para una nutrición efectiva:

Equilibrio de Macronutrientes:

Asegúrate de incluir una buena proporción de proteínas, grasas y carbohidratos ricos en fibra en tus comidas. Las proteínas son esenciales para la reparación muscular, las grasas saludables. proporcionan energía sostenida, y los carbohidratos complejos ofrecen la fibra y la energía necesarias para tus actividades diarias.

Diversidad de Micronutrientes:

Incorpora una amplia gama de verduras en tus comidas para obtener un espectro completo de vitaminas y minerales. Esto es crucial, especialmente cuando se reduce la frecuencia de las comidas.

Planificación de Comidas:

Prepara tus comidas con anticipación para evitar tomar decisiones impulsivas que podrían ser menos saludables. Cocinar en casa te permite controlar los ingredientes y la calidad de tus alimentos.

Escuchar a Tu Cuerpo:

Ajusta tu ingesta de alimentos según tus niveles de actividad y cómo te sientes. Si estás más activo, es posible que necesites más carbohidratos para la energía, o si te sientes cansado, aumenta tu ingesta de alimentos ricos en hierro como canes y pescados.

Alimentos recomendados durante las ventanas alimenticias

Durante las ventanas de alimentación en un régimen de ayuno intermitente, es importante enfocarse en alimentos que nutren el cuerpo y apoyan los objetivos de salud y bienestar. Tambiénes recomendable que incorpores vitaminas y minerales esenciales, debes asegurarte de los mismos no tengan aditivos y provengan de marcas con credibilidad. Aquí te ofrecemos una lista de alimentos permitidos y recomendados que puedes incluir en tus comidas:

Proteínas:

- o Pollo, pavo y otras aves
- o Pescado y mariscos (especialmente los ricos en omega-3 como el salmón y la trucha)
- o Carnes magras res, cerdo, cordero
- o Huevos
- o Legumbres (lentejas, frijoles, garbanzos)
- o Productos lácteos yogur, queso, leche
- o Proteínas vegetales (tofu, tempeh, seitan)
- o Proteína en polvo (suero de leche, caseína, proteínas vegetales) si es necesario (SIN AZUCAR)

Grasas Saludables:

- o Aguacate
- o Frutos secos y semillas (almendras, nueces, semillas de chía, semillas de lino)
- o Aceites saludables (oliva extra virgen, coco, aguacate)
- o Mantequillas de frutos secos (sin azúcares añadidos)

Carbohidratos Complejos:

- o   Vegetales de todo tipo, especialmente los de hojas verdes
- o   Frutas enteras (en vez de jugos) también jugos verdes
- o   Granos enteros (arroz integral, quinoa, avena, cebada, trigo sarraceno)
- o   Tubérculos y raíces (patatas, batatas, remolacha)

Fibra:

- o   Vegetales (brócoli, espinacas, col rizada, alcachofas)
- o   Frutas (manzanas, peras, frambuesas)
- o   Legumbres
- o   Granos enteros
- o   Semillas (como las semillas de chía y lino)

bebidas y especias permitidas sin romper el ayuno

Al realizar un ayuno intermitente, es importante elegir bebidas que no contengan calorías (o que tengan un número muy bajo) para no romper el estado de ayuno. Estas te pueden a ayudar a calmar el hambre y muchas veces ayudan a quemar grasa. Aquí tienes una lista de bebidas que generalmente se consideran permitidas durante el período de ayuno:

Agua: Pura, ya sea del grifo, filtrada o embotellada.

Agua con Gas: Sin aditivos de sabor o endulzantes artificiales.

Agua Infusionada: Con rodajas de limón, lima, pepino o hierbas frescas como menta o romero, siempre que no se consuman las frutas o hierbas mismas.

Té Negro: Sin añadir leche, azúcar o miel.

Té Verde: Conocido por sus antioxidantes y sin calorías cuando se consume sin añadidos.

Té de Hierbas: Variedades sin cafeína como manzanilla, menta sin edulcorantes ni leche.

Café Negro: Solo, sin azúcar, crema ni leche.

Vinagre de Sidra de Manzana Diluido: Unas cucharadas en agua, conocido por sus supuestos beneficios para la salud.

Bebidas Electrolíticas: Sin calorías, sin azúcares ni endulzantes artificiales.

Caldo de Huesos Bajo en Calorías: Aunque algunos enfoques de ayuno más estrictos no lo permiten.

Durante el ayuno intermitente, el consumo de especias generalmente se refiere a su uso en bebidas calientes como tés o infusiones de agua caliente. La clave es que las especias no deben contener calorías significativas o azúcares que puedan interrumpir el estado de ayuno. Aquí hay algunas especias que generalmente se consideran aceptables para consumir durante el ayuno:

- **Canela:** Conocida por su sabor dulce y cálido, la canela se puede añadir al té o al café negro para mejorar el sabor sin añadir calorías.
- **Cúrcuma:** A menudo utilizada en tés de hierbas o infusiones de agua caliente, la cúrcuma es popular por sus propiedades antiinflamatorias.
- **Jengibre:** Puede ayudar a calmar el estómago y es común en tés o agua caliente infundida.
- **Cardamomo:** A menudo se usa en el té o en café negro, el cardamomo agrega un sabor único sin azúcar o calorías.

o **Pimienta Negra:** En pequeñas cantidades puede estimular la digestión y se puede agregar a bebidas calientes.

o **Clavo:** Con un sabor intenso y picante, se puede utilizar en té para proporcionar sabor sin romper el ayuno.

o **Anís Estrellado:** A menudo se usa en tés y es conocido por sus propiedades digestivas.

o **Cayena:** Una pizca puede agregar algo de calor a tus bebidas y puede aumentar el metabolismo, aunque debe usarse con moderación.

Debes tener muy en cuenta que lo más importante son las porciones que comes, por esto es crucial que durante las ventanas de ayuno te mantenga súper hidratado tomando muchísima agua. Puedes también tomar té de cualquier tipo, café, caldo de huesos y también infusiones de especias, hierbas. Si haces esto, te darás cuenta que cuando llegue tu ventana de alimentación no Comerás tanto, sino que Comerás una porción normal o moderada.

Es bueno destacar que si comes doble o triple porción durante tu ventana de alimentación o si decides comer comida que no aporten nutrientes a tu cuerpo, como las comidas rápidas, carbohidratos refinados y azucares

entonces no vas a poder ver los beneficios
verdaderos del Ayuno Intermitente.

CAPÍTULO 8:

AYUNO INTERMITENTE EN LA PRÁCTICA

Manejo del Hambre y los Antojos:

Aprender a diferenciar entre hambre real y
antojos es fundamental. Beber agua, té o café
sin azúcar durante los periodos de ayuno
puede ayudar a manejar el hambre. Pude
darme cuenta que muchas veces era
deshidratación lo que estaba experimentando y
no hambre.

Integración en la Vida Diaria:

No te compliques! encuentra un horario de
ayuno que se adapte a tu estilo de vida. Por
ejemplo si eres madre y tienes que cocinar
para tu familia trata de comer de las mismas
cosas que cocinas en casa solo trata de agregar
más vegetales y más proteínas.

<u>**En el Trabajo:**</u>

Si tu jornada laboral es intensa, considera programar tu ventana de alimentación durante las horas de trabajo para mantener tus niveles de energía. Por ejemplo, si eliges el método 16/8, puedes planificar comer entre las 11 a.m. y las 7 p.m., lo que te permite incluir el almuerzo y la cena en tu rutina y también compartir con tu familia.

<u>**Durante el Ejercicio:**</u>

Algunas personas encuentran beneficioso hacer ejercicio durante su periodo de ayuno, ya que pueden experimentar un aumento en los niveles de energía y una quema de grasa mayor. El ejercicio es una parte fundamental para la salud combinar esta herramienta con Ayuno Intermitente te puedes llevar a resultados sorprendentes. Sin embargo, es importante escuchar a tu cuerpo y ajustar la intensidad del ejercicio según cómo te sientas.

Eventos Sociales:

No necesitas aislarte socialmente mientras practicas el ayuno intermitente. Si tienes un evento especial, no dudes en ajustar temporalmente tu ventana de alimentación para ese día. La flexibilidad es clave para mantener el ayuno sostenible a largo plazo.

Viajes y Vacaciones:

Durante los viajes, mantén una actitud flexible. Puede ser útil cambiar a un método de ayuno más suave, como el 12/12, para adaptarte mejor a los horarios variables.

"El poder del Ayuno" es una guía que he creado para que la tengas la mano. Siempre puedes volver leer, pero sin embargo te recomiendo que no pares y que sigas indagando más profindo acerca del ayuno intermitente, te aseguro que mientras más conozcas de esta practica milenaria mas vas a poder adaptarla a tu vida diaria.

En el proximo capítulo te llevo por una trayectoria a través de un día regular en mi ayuno intermitente, este lo puedes usar como punto de referencia para planificar tus ayunos sin complicarte.

<u>Recuerda:</u> "Tú tienes el poder de dominar tu mente" . No permitas que tus pensamientos, la sociedad o la cultura te impidan alcanzar éxito.

CAPITULO 9

MI RUTINA DIARIA

Después de 1 año de práctica constante finalmente estoy en la Suite Presidencial del Ayuno Intermitente; el 18/6. Por lo general. Yo ayuno desde las 6:00 de la tarde hasta las 12:00 del mediodía del día siguiente. A menos que tenga una actividad especial y que tenga que ajustar el horario de ese día con la actividad en particular.

Mi día generalmente comienza a las 6:00 de la mañana. Al levantame lo primero que entra a mi cuerpo es una infusión de 8 Oz. de Agua tibia con una porción pequeña de Cúrcuma o Tumeric, otra porción pequeña de Gengibre, 1/4 de tajada de limón verde y una cucharada de vinagre de manzana sin de manzana sin filtrar. Esto ayuda a mi cuerpo a desintoxicarse, aparte de que se ha probado que la cúrcuma y el jengibre son antiinflamatorios potentes, esto lo hago a diario sin fallar. Luego de tomarme esta infusión inmediatamente tomo 8 Oz. Extras de agua natural a temperatura ambiente.

Generalmente hago esto antes de cepillarme los dientes, luego limpio bien mi boca y me cepillo mis dientes, Hago esto debido a que la cúrcuma por su color fuerte puede cambiar el color de la dentadura. Especialmente en personas que tienen blanqueamiento dental.

Seguido de esto, tomo aproximadamente 1 hora para Orar, Meditar, y escribir mis afirmaciones, etc. Al cabo de las 7:00 a.m preparo mi café. Cabe destacar de que no tomo el café amargo totalmente, más bien utilizo un endulzante que se llama Stevia. Este endulzante lo compro en Amazon y lo compro 100% puro sin ningún tipo de aditivo. Luego de esto. Salgo a hacer un poco de ejercicio, generalmente al gimnasio por unos 45 minutos. Alternando los días entre ejercicio cardiovascular y entrenamientos de fuerza.

Desde el momento que tomo mi café en la mañana y me voy al gimnasio hasta las 12:00 del mediodía solo tomo agua bastante agua! y algunas en veces te o infusiones. Nunca café pasado las 10:30 de la mañana.

Al llegar las 12:00 del mediodía, si estoy en casa, me preparo un desayuno de gerreros!. Generalmente cuatro huevos que nunca deben faltar en mi desayuno, aguacate, queso y algún escabeche de vegetales. En caso de que este en la calle trabajando, generalmente empaco mi desayuno para llevar. En caso de que yo no pueda empacar mi desayuno no me complico, solo trato de ir a lugares donde pueda comer almuelzos que se asemejen a lo que yo debería de comer, como carnes, ensaladas, etc.

Siempre acompaño mi primera comida del día con mis vitaminas. Generalmente tomo un Multivitamínico, un Colágeno, un Magnesio yun Omega 3.

Alrededor de las 3:00 y 3:30 p.m me tomo un batido verde. A este batido yo le incluyo un poco de Espinaca, Kale, una cucharada de semillas de Linaza, una cucharada de semillas de Chía, Unas cuantas Blue Berries y una cucharada de **Amazing Grass**. Este polvo verde rico en vitaminas y minerales también lo compro en Amazon.

Este jugo, al igual que la infusión de la primera hora de la mañana, nunca faltan en mi día. El mismo es rico en fibra y me aporta la cantidad de vegetales que necesito en cada día. La Espinaca y el Kale generalmente lo compro en bolsas grandes y lo divido en porciones y lo pongo en mi freezer para que sea más fácil hacer mi jugo todos los días.

Entre 5:30 y 6 de la tarde. Tomo mi almuerzo. Por lo general, en esta comida incluyo algún tipo de carne o pescado (Proteina), aguacate que nunca falta y algún tipo de vegetal. Con esta comida cierro la ventana de alimentación. 6:00 de la tarde, comienza nuevamente mi ventana de ayuno hasta el próximo día a las 12:00 del mediodía. Por lo general, siempre hay un día de la semana que lo tomo para comer algo que me guste mucho. Al fin y al cabo, hay que darse un gustito de vez en cuando. Por lo general utilizo el fin de semana, ya sea el sábado o domingo para darme algún gusto de algún postre indulgente que me agrade, Obviamente hago esto dentro de mi ventana de alimentacion siempre teniendo en cuenta las porciones, porque no es lo mismo comerse cuatro o 6 Oz de tu helado favorito que comerse 16 Onzas.

MITOS Y REALIDADES DEL AYUNO INTERMITENTE

El ayuno intermitente, a pesar de su popularidad creciente, está rodeado de numerosos mitos y malentendidos. Vamos a desentrañar algunos de los más comunes, proporcionando claridad basada en la evidencia científica.

Mito:

El Ayuno Intermitente es simplemente una moda pasajera. **Realidad:** Aunque ha ganado popularidad recientemente, el ayuno intermitente tiene raíces históricas profundas y está respaldado por investigaciones científicas que demuestran sus beneficios para la salud.

Mito:

Ayunar causa pérdida extrema de músculo. **Realidad:** La pérdida de músculo es mínima en el ayuno intermitente, especialmente si se combina con una ingesta adecuada de proteínas y ejercicio regular.

<u>Mito:</u>

El ayuno lleva a trastornos alimentarios.
Realidad: No hay evidencia que sugiera que el
ayuno intermitente cause trastornos
alimentarios. Sin embargo, las personas con
antecedentes de trastornos alimentarios deben
abordar el ayuno intermitente con precaución
y bajo supervisión médica.

<u>Mito:</u>

El ayuno intermitente es perjudicial para la
salud. **Realidad:** Cuando se hace
correctamente, el ayuno intermitente puede
tener numerosos beneficios para la salud,
incluyendo mejoras en el metabolismo, la salud
cardiovascular y la longevidad.

CONCLUSIÓN

MIRANDO HACIA EL FUTURO

Al mirar hacia el futuro del ayuno intermitente, reflexiono con optimismo sobre su potencial y el impacto que podría tener en nuestras vidas. Esta práctica, que ha sido una parte integral de mi viaje de salud y bienestar, ofrece no solo beneficios físicos, sino también una oportunidad para reconectar con nuestro bienestar mental y emocional.

Veo el ayuno intermitente como una herramienta poderosa para el cambio personal. Tiene el potencial de transformar no solo nuestros cuerpos, sino también nuestra relación con la comida y con nosotros mismos. A nivel social, podría ser un catalizador para una mayor conciencia sobre la salud y el bienestar, impulsando un cambio hacia estilos de vida más sostenibles y conscientes.

Mi esperanza es que el ayuno intermitente se convierta en una estrategia más accesible y ampliamente aceptada para abordar problemas de salud global como la obesidad, la diabetes y las enfermedades cardíacas. Su simplicidad y accesibilidad lo hacen

adecuado para una amplia variedad de personas, lo que podría tener un impacto significativo en la salud pública.

Espero ver una evolución en la forma en que practicamos y entendemos el ayuno intermitente. Con avances en la ciencia y la medicina personalizada, podríamos ver enfoques de ayuno más adaptados a las necesidades individuales, lo que maximizaría sus beneficios y minimizaría los desafíos.

Finalmente, seria de gran utilidad ver una mayor educación y conciencia sobre el ayuno intermitente. Al equipar a las personas con el conocimiento y los recursos adecuados, podemos asegurar que esta práctica se realice de manera segura y efectiva, llevando a mejoras duraderas en la salud y el bienestar.

Mirando hacia adelante, veo un futuro brillante para el ayuno intermitente, uno futuro en el que esta práctica milenaria continúe adaptándose y enriqueciendo nuestras vidas de maneras nuevas y emocionantes.

- o **Artículos Científicos y Publicaciones de investigación:**
- o Links a estudios de PubMed y Google Scholar
- o sobre beneficios y efectos del ayuno intermitente.
- o **Sitios Web Educativos:**
- o NutritionFacts.org: Información basada en la ciencia sobre nutrición y salud.
- o DietDoctor.com: Guías y planes sobre el ayuno intermitente.
- o **Aplicaciones para el Ayuno Intermitente:**
- o Zero: Aplicación para rastrear períodos de ayuno.
- o My FitnessPal: Herramienta para monitorear la ingesta de alimentos y la nutrición.
- o **Grupos de Apoyo y Comunidades en Línea:**
- o Foros y grupos en Facebook dedicados al ayuno intermitente, donde las personas comparten experiencias, consejos y motivación.
- o **Recursos Visuales y Multimedia:**

o   Canales de YouTube y podcasts que se
    centran en el ayuno intermitente y
    estilos de vida saludables.